VUES

SUR

LE CARACTÈRE ET LE TRAITEMENT

DE L'APOPLEXIE,

Dans lesquelles on réfute la doctrine du Docteur PORTAL sur cette maladie.

VUES

SUR

LE CARACTÈRE ET LE TRAITEMENT

DE L'APOPLEXIE,

Dans lesquelles on réfute la doctrine du Docteur PORTAL sur cette maladie;

Par JEAN-ANTOINE GAY,

Membre de l'ancienne Faculté de Médecine, et de l'ancienne Société d'Agriculture de Montpellier; ci-devant Médecin d'un hôpital de la même ville.

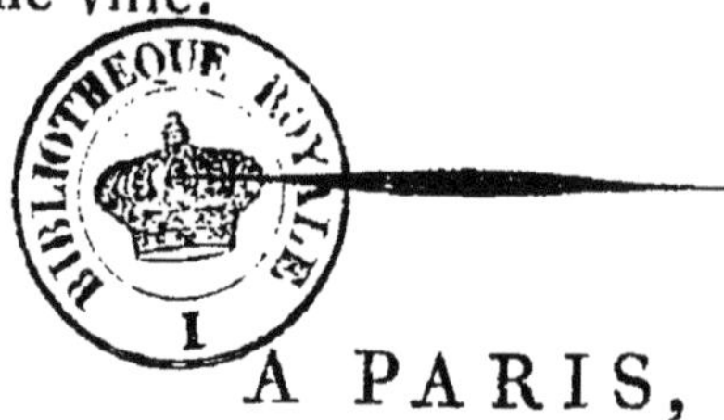

A PARIS,

Chez { GABON, libraire, place de l'École de Médecine; DELAUNAY, libraire, palais du Tribunat, galerie de bois, n.º 243.

———

DE L'IMPRIMERIE DE DIDOT JEUNE.

1807.

AVERTISSEMENT.

Comme je publie une vue nouvelle sur l'Apoplexie et un traitement nouveau, j'ai été obligé de montrer auparavant en quoi celui qu'on emploie aujourd'hui est défectueux, et de combattre le Docteur Portal, qui l'a tellement exagéré dans ce qu'il a de vicieux, que le résultat du sien est toujours d'aggraver la maladie. Qu'on ne s'y trompe donc point; ce n'est point ici un écrit polémique. La discussion sur une

doctrine pernicieuse n'y entre
que comme moyen nécessaire
pour jeter les fondemens de la
véritable.

VUES

SUR

LE CARACTÈRE ET LE TRAITEMENT

DE L'APOPLEXIE,

Dans lesquelles on réfute la doctrine du Docteur PORTAL *sur cette maladie.*

ON distingue ordinairement l'apoplexie en deux espèces : l'une séreuse, qu'on combat par les évacuans; l'autre sanguine, dans le traitement de laquelle on administre la saignée.

M. Portal prétend que toute apoplexie est sanguine, et qu'elle doit toujours être combattue par la saignée.

Ce n'est pas que, si l'on vouloit être sévère envers lui, on ne remarquât quel-

que peu d'incohérence dans ses asser-
tions, puisqu'après avoir dit, à la page
289 (1), qu'il n'y a point d'apoplexies séreuses, il dit, à la page 292, qu'il y a quelquefois des apoplexies séreuses.

Mais il faut lui passer cette contra-
diction, et examiner le fond de sa doctrine. Le fond de sa doctrine, sa croyance
ferme, constante, qu'il reproduit sans
cesse, est que l'apoplexie, qu'on prend
pour séreuse, est sanguine, et qu'il faut
toujours saigner dans l'apoplexie.

On doit être curieux de savoir quels
sont les graves motifs qui l'ont déterminé à adopter une manière aussi ex-
traordinaire de traiter l'apoplexie.

Il nous les expose lui-même au commencement de son premier *Mémoire sur
l'Apoplexie :* « J'avais, dit-il, adopté cette
« doctrine (celle qui reconnoît deux es-

____

(1) Voyez Mémoires sur plusieurs maladies, par
Antoine Portal, tom. 1. Paris, 1800.

« pèces d'apoplexies) dans ma pratique
« et dans mes leçons, lorsque j'eus occa-
« sion d'ouvrir le corps d'un avocat de
« cette ville qui avait péri après avoir
« éprouvé tous les symptômes d'une apo-
« plexie séreuse...... Je fis faire l'ou-
« verture de la tête avec soin, et voici
« ce que j'y observai : les vaisseaux qui
« serpentent sur le péricrâne, ceux de
« la dure et ceux de la pie-mère, étaient
« pleins de sang; les vaisseaux qui ram-
« pent entre les circonvolutions du cer-
« veau, ou dans les anfractuosités de ce
« viscère, étaient dilatés et gonflés par
« le sang; il semblait que le cerveau fût
« couvert d'un lacis vasculaire injecté;
« le plexus choroïde était aussi gorgé de
« sang, et il y avait beaucoup de sang
« épanché sur la base du crâne; les ven-
« tricules du cerveau étaient secs; on n'y
« trouva aucune goutte d'eau épanchée.
« Ce qui nous prouva évidemment que
« l'avocat dont je viens de donner l'his-

(4)

« toire était mort d'une véritable apo-
« plexie sanguine, et non d'une apoplexie
« séreuse, et qu'on aurait dû le traiter
« de toute autre manière qu'on avait
« fait ; qu'il eût fallu principalement in-
« sister sur les saignées » (1).

Les lumières que donne cette ouverture sont-elles suffisantes pour renverser
l'édifice entier d'une doctrine qui a pour
elle le suffrage de tous les médecins, depuis Hippocrate jusqu'à nous ? Le plus
simple examen montrera que M. Portal
met trop de légèreté dans des matières
de cette importance, et que ses décisions
sont beaucoup trop précipitées.

Je me borne à observer, en ce moment, que cette ouverture est très-in-
complète, puisqu'il n'a ouvert ni la poitrine, ni l'estomac, ni le bas-ventre. Cependant, dès qu'il s'agit d'un sujet décédé
d'apoplexie, ces cavités doivent appeler

____

(1) Mémoires sur plusieurs mal. t. 1 ; p. 282 et 284.

la principale attention, attendu l'extrême sympathie qui existe entre elles et le cerveau.

Le reste de son premier mémoire contient quatre observations.

Des deux dernières, l'une a été faite sur un cadavre apporté à son amphithéâtre d'anatomie, et est insignifiante.

Voici l'autre tout entière, qui ne l'est guères moins :

« En 1767, dit-il, un boucher mourut
« avec tous les symptômes d'une apo-
« plexie sanguine : il était naturellement
« très-gras, et pendant l'attaque, son vi-
« sage avait été d'une couleur plutôt
« noire que rouge ; il avait eu de l'é-
« cume à la bouche, et son pouls avait
« paru plein et concentré. Ce boucher
« mourut malgré tous les soins qui lui
« furent promptement administrés.

« J'assistai à l'ouverture du corps, qui
« fut faite par M. Leduc, mon ancien
« prévôt d'anatomie ; et voici ce qu'on

« trouva : les ventricules du cerveau
« étaient pleins d'une sérosité rougeâ-
« tre, et le plexus choroïde était chargé
« d'hydatides d'un très-gros volume » (1).

Comme la plénitude du pouls annonce
la dilatation de l'artère, et que sa con-
centration indique son resserrement, on
ne voit pas trop comment le pouls de ce
malade a pu être tout-à-la-fois *plein et
concentré :* du reste, il est difficile de présenter une observation aussi maigre : on
n'y voit ni l'historique de la maladie, ni
celui du traitement, et l'on n'a ouvert
que la tête.

L'auteur dit que ce *boucher mourut
malgré tous les soins qui lui furent promptement administrés.*

Ces soins n'étoient donc pas appro-
priés, puisque, ayant été promptement
administrés, ils n'ont pas été efficaces.
Mais pourquoi ne pas s'expliquer plus

______

(1) T. 1, p. 291.

clairement sur la nature de ces soins ?
Il est bien probable que la saignée étant
regardée par M. Portal comme le véritable remède de l'apoplexie, la saignée
fut du nombre de ces *soins qui furent
promptement administrés*. On peut donc
regarder cette observation comme un
témoignage qui dépose contre sa doctrine.

Voyons à présent les deux autres observations.

On voit dans l'une que M. Bertrand
s'étant laissé tomber de cheval, on lui
administra l'émétique à très-grande dose
avant qu'on eût appelé M. Portal ; et, dès
que celui-ci fut appelé, il fit saigner le
malade à la jugulaire, lequel mourut
d'apoplexie.

Il sembloit naturel d'inférer d'une pa-
reille catastrophe que la saignée est pernicieuse dans l'apoplexie. Ce n'est pas
la manière de raisonner de l'auteur : *Il
aurait fallu*, dit-il, *insister davantage et*

plutôt sur les saignées (1). *Plutôt!* je ne sais; les secours me semblent pourtant avoir été bien prompts. Mais prétendre qu'un malade qui a succombé à la première saignée auroit dû être saigné *davantage*, c'est une assertion qui n'avoit pas encore été écrite !

Quoique la fureur de verser le sang humain soit manifestement poussée en ce cas-ci jusqu'à la déraison, il n'est pas moins vrai qu'on m'opposera la réputation de l'auteur. Mais on ne doit pas se hâter de faire de pareilles objections, qui sont aussi beaucoup trop faciles et trop décourageantes. Il faut s'assurer d'abord quel est celui qui défend le mieux les jours du malade, et songer que les gens raisonnables jugent la réputation par la doctrine, et non pas la doctrine par la réputation.

M. Portal, qui, dans l'activité de sa pra-

---

(1) T. 1, p. 285.

(9)

tique, prescrit, comme on voit, la saignée aux vivans et aux morts, étend en
même temps sa vigilance sur la pratique
de ses confrères.

Les médecins, dit-il, *sont livrés à l'em-
pyrisme le plus grossier* (1). L'expression
est sévère. Je ne répondrai, ni au nom
de mes confrères ni au mien, à un pareil
reproche; je crois que la meilleure réponse doit se trouver dans nos efforts
communs pour ne pas le mériter.

Poursuivons, et montrons que la saignée, qu'on regrette ici de n'avoir pas pu
faire suivre de plusieurs autres, a pro-
bablement donné la mort au malade.

Voici toutes les circonstances qui ont
accompagné la chûte que fit M. Bertrand:
« On le porte, dit M. Portal, à l'hôtel des
« Mousquetaires, sans connaissance; son
« visage était d'une pâleur cadavéreuse,

---

(1) Observations sur la nature et sur le traitement
de la Rage, par M. Portal. 1779. p. 8.

« son pouls petit, concentré ; sa respi-
« ration devint très-gênée et stertoreuse:
« on prétendit que ce militaire avait eu,
« étant à cheval, une apoplexie d'hu-
« meurs, et qu'il avait, par sa chûte, tiré
« la bride du cheval en arrière, et l'avait
« entraîné sur lui » (1).

D'après les circonstances de cet accident, je demande quelle est celle qui
indiquoit la saignée ? La chûte seule, ré-
pondra M. Portal; et en cela il se trompe ;
la chûte seule n'exige point la saignée.
Un grand nombre d'observations prouvent que c'est sur le système biliaire, et
non sur le système sanguin, que la chûte
porte son impression, et que les évacuans sont plus indiqués que la saignée (2). Si M. Portal a ignoré l'état ac-

____

(1) T. 1, p. 284.
(2) Voy. Stoll *Rat. med.*, part. 2.ᵉ, p. 276. Lugd-
Bat. — Lombard, Dissertation sur l'importance des
évacuans dans la cure des plaies récentes, simples
ou graves. Strasbourg, 1782. — Voy. surtout *Plenck*,

tuel de la science sur ce point de pratique, il y a lieu d'en être surpris ; s'il l'a
connu, pourquoi ne s'y est-il pas con-
formé dans un cas où tous les phénomènes que l'accident a développés contre - indiquoient manifestement la saignée? Ces considérations sont confir-
mées par l'issue du traitement, dans laquelle M. Portal ne peut, malheureusement, puiser sa justification.

Mais conçoit - on que l'auteur donne
en preuve de l'utilité de la saignée dans
l'apoplexie l'exemple d'un apoplectique
qui, ayant été saigné à la jugulaire, a
succombé? Ce qui suit est peut être plus
inconcevable encore : « Je pourrais,
« ajoute-t-il immédiatement après cette
« histoire, rapporter ici d'autres observa-

Pharmacologia chirurgica, p. 457, où il cite plusieurs
auteurs, tels que Fabrice de Hilden, Baillou, Bou-
dou, Schmucker, dont les observations viennent à
l'appui de ce fait de pratique.

« tions dont le résultat serait le même » (1).

Elles prouveroient donc que ses malades ont succombé. Et que résulteroit-il de cette accumulation de faits, si non la confimation des dangers de sa doctrine ?

« Instruit de toutes ces erreurs, pour-
« suit-il encore, j'ai fait saigner, du pied
« et de la jugulaire, des personnes que
« l'on croyait atteintes d'une apoplexie
« séreuse, avec un tel avantage, qu'elles
« furent, par ce seul secours, rappelées
« des portes de la mort » (2).

Certes, voici qui est plus étonnant ! Mais il se présente ici une réflexion : comment se fait-il, qu'ayant par devers lui des observations qui prouvent que, par le seul moyen de la saignée, *il a rappelé des portes de la mort des personnes que l'on croyait atteintes d'une apoplexie séreuse*, il passe ces observations sous silence,

---

(1) T. 1, p. 285.
(2) T. 1, p. 286.

pour n'en citer que cinq , par lesquelles on voit que quatre malades ont succombé, et que le cinquième n'a point dû sa guérison aux saignées , ainsi que je vais le prouver ?

L'auteur dit , dans la quatrième observation consignée dans son premier mémoire , en rapportant l'histoire de la maladie de M. le marquis de Bréda, qu'après qu'on lui eut administré pour la seconde fois l'émétique , et qu'il lui eut conseillé une seconde saignée, *le malade rendit par la bouche une grande quantité de matière écumeuse et très - peu d'autres substances. On lui donna,* ajoute-t-il immédiatement après, *un lavement avec du vin émétique trouble, qui l'évacua abondamment ; les membres recouvrèrent par degrés la sensibilité et le mouvement ; la respiration devint dans l'état presque naturel* (1).

---

(1) T. 1 , p. 287.

Voilà certainement un effet avantageux, un soulagement notable. Faut-il l'attribuer à l'émétique ou à la saignée ? Je sais bien que l'auteur dit positivement que *l'émétique a été sans effet*, et que *ce malade a dû son rétablissement aux saignées abondantes qui ont été faites* (1).

Mais il n'y a que l'esprit de système qui puisse empêcher d'apercevoir les conséquences qui découlent des faits. Ici elles sautent aux yeux. On a administré à ce malade, et c'est l'auteur lui-même qui le raconte, deux fois l'émétique, et une fois le vin émétique trouble en lavement. L'effet a répondu aux moyens ; il y a eu les évacuations qui suivent ordinairement l'administration de ces secours ; ces évacuations ont procuré le soulagement qu'elles procurent ordinairement ; et M. Portal veut, que les

____

(1) P. 288.

saignées aient tout fait ! Il ne me semble pas que se soit-là bien observer.

Dès que l'auteur prétend qu'un malade à qui l'on a administré l'émétique autant de fois que la saignée n'a dû pourtant sa guérison qu'à la saignée, qu'auroit-il pensé du cas suivant ? Le voici tel que le rapporte Van-Swieten :

« Un homme très-célèbre, se trouvant
« au milieu de ses amis, tourne tout-à-
« coup les yeux, perd la parole et tombe
« apoplectique. Des médecins très-ha-
« biles qui se trouvoient présens crurent
« le mal sans remède. Cependant, un
« quart-d'heure après, sans qu'on eût
« tenté d'autre secours qu'une saignée,
« le malade vomit, outre les alimens con-
« tenus dans l'estomac, une si grande
« quantité de pituite, qu'il paroissoit
« presque impossible qu'un estomac hu-
« main eût pu la renfermer. Le senti-
« ment et le mouvement revinrent aussi-
« tôt au malade ; ils furent suivis d'un

« sommeil tranquille qui acheva de le
« rétablir ; et le lendemain il se porta
« parfaitement bien »(1).

M. Portal verroit sans doute dans cette
histoire une preuve victorieuse en faveur de l'emploi de la saignée dans l'apoplexie ; et la vérité est qu'il ne cite, dans
ses deux mémoires, aucune observation qui paroisse aussi décisive, puisqu'ici
le malade a été parfaitement rétabli sans
avoir reçu d'autre secours que la saignée.
Cependant Van-Swieten, bien qu'il soit
très-partisan de la saignée et qu'il croie
à l'existence des apoplexies inflammatoires, est si éloigné d'attribuer la guérison de ce malade à la saignée, qu'il cite
au contraire cet exemple, pour prouver
que la cause apoplectique réside quelquefois dans les premières voies, et
qu'elle est de nature à céder au vomissement et aux déjections. Schroeder, qui

____

(1) Comm. in aph. Boerh. t. 3. §. 1017, p. 286.

cite cette histoire d'après Van-Swiéten,
en tire la même conséquence que lui (1);
et je ne crois pas que nul homme raison-
nable puisse en avoir une opinion diffé-
rente. Néanmoins M. Portal ne peut juger
ainsi sans se réfuter lui-même, ni juger
autrement sans résister à la vérité. Cette
position où l'a mis son système doit lui
en faire apprécier la valeur.

M. Portal auroit pu sans inconvénient
prendre sur lui la responsabilité des trois
émétiques, qu'il prétend avoir été sans
effet ; car il est manifeste qu'il leur doit
la seule cure dont il fait mention dans
ce mémoire.

C'est donc avec une seule observation
heureuse, et dont la guérison même, qui
y est rapportée, ne peut être attribuée à
la saignée, que M. Portal veut prouver
l'utilité de la saignée dans toutes les espèces d'apoplexies, et renverser la pra-

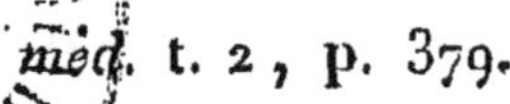

____

(1) *Anat. méd.* t. 2, p. 379.

tique que les plus grands médecins ont
adoptée jusqu'ici dans le traitement de
l'apoplexie ! Il faut l'avouer, l'importance des moyens semble peu propor-
tionnée à celle de l'entreprise !

Cependant, tout émerveillé de l'excel-
lence de son travail, voici avec quelle
plénitude de satisfaction et de confiance
il s'en explique lui-même au commencement de son second mémoire : « Les
« observations, dit-il, sur la nature et
« sur le traitement de l'apoplexie, que
« j'ai communiquées à l'Académie des
« Sciences, et qui sont imprimées dans
« le volume de 1781, ont prouvé que
« plusieurs apoplexies qu'on avait cru
« être séreuses, avaient cependant été
« sanguines ».

On a vu comment il l'a prouvé ; mais
parce que tout cela a passé sans contra-
diction, il prend ce silence pour une
démonstration.

« Divers faits, continue-t-il dans l'i-

« vresse de sa découverte, m'ont prouvé
« que la pratique des médecins qui
« prescrivent l'émétique, au lieu de la
« saignée, dans les prétendues apoplexies
« séreuses, était aussi meurtrière que la
« théorie sur laquelle ils la fondent était
« erronée » (1).

Quelque frêles que soient les motifs qui ont opéré la conviction de M. Portal, on voit pourtant qu'elle est profonde ; et l'on pense bien que l'homme qui reproche avec tant d'urbanité à ses confrères d'être des *meurtriers* lorsqu'ils *prescrivent l'émétique, au lieu de la saignée, dans les prétendues apoplexies séreuses*, n'administrera jamais l'émétique dans l'apoplexie ; mais on se tromperoit fort ; car après s'être ainsi expliqué à la page 217, il consigne, à la page 221 du même mémoire, où il parle des soins qu'il a donnés à

____

(1) Mém. sur plusieurs mal. par Ant. Portal, t. 2, p. 217.

un apoplectique, les paroles suivantes :
« Alors la déglutition étant devenue libre,
« je lui fis prendre deux grains d'émé-
« tique, qui opérèrent les évacuations les
« plus favorables : la parole revint au
« malade ».

Quoi ! M. Portal vient de prescrire la
saignée ! Ce moyen a toute sa confiance,
il lui réussit ; la *déglutition* du malade
devient libre, et il le discontinue pour
administrer un remède qu'il regarde
comme *meurtrier !* En vérité, c'est une
manière de procéder bien étrange ! Mais
comment se fait-il qu'un remède qui,
administré par lui dans une attaque
d'apoplexie , *opère les évacuations les plus
favorables* , et qui rend presque subitement *la parole au malade*, devient un
remède *meurtrier* quand les autres médecins l'administrent ?

Toutefois poursuivons l'examen de l'o-
pinion de l'auteur; son second mémoire

sur l'apoplexie renferme quatre observations.

Le résultat du traitement a été, il est
vrai, dans ces cas-ci, la guérison des malades ; mais il faut remarquer qu'outre
les saignées, on a administré l'émétique
à ces quatre malades, soit par ses conseils , soit par ceux d'autres médecins ;
et quoiqu'il répète sans cesse que l'émétique n'a point déterminé la cure, il est
probable que sa mémoire l'a mal servi,
ou qu'il a mal observé.

Il est permis de ne pas ajouter une
pleine confiance à ses observations, quand
on le voit affirmer des faits dont l'inexactitude est notoire, et peut facilement être
vérifiée par tout le monde.

Pour détourner les médecins de l'administration de l'émétique dans l'apoplexie, l'auteur dit, à la page 225 du
second tome de ses mémoires : « L'esto-
« mac et les muscles du bas-ventre, en
« se contractant, font refluer le sang vers

« les parties supérieures; car dans les per-
« sonnes qui vomissent, toutes les parties
« de la tête reçoivent beaucoup plus de
« sang qu'à l'ordinaire; on pourrait seu-
« lement en juger par la rougeur du vi-
« sage, par l'inflammation des yeux et
« par les saignemens du nez, qui en sont
« la suite. Il n'est donc pas surprenant
« que plusieurs apoplectiques aient péri
« pendant l'action du vomissement ».

Ce n'est-là qu'un système de l'auteur.
Il suppose très-gratuitement que, dans
l'acte du vomissement, les vaisseaux de la
tête reçoivent une plus grande quantité
de sang qu'à l'ordinaire. Mais sur quoi
fonde-t-il cette opinion? Elle ne pourroit
être vraie qu'autant qu'il y auroit ici une
cause qui dilateroit les vaisseaux de la
tête; où est cette cause? Je ne vois dans
le spasme universel que produit l'émétique qu'une cause de resserrement, et
non de dilatation.

L'auteur voit sans cesse le sang en jeu;

mais le sang n'a ici que faire. L'action du vomissement est toute dépendante du système nerveux; tout se passe, non dans la tête, mais dans l'estomac. En vertu de l'irritation que l'émétique exerce sur les parois de ce viscère, il se contracte, il se renverse, et les matières sortent; voilà toute la théorie du vomissement; et cette théorie est vraie; car elle n'est que l'exposé des faits; celle de l'auteur les altère. Heureusement que, lorsque M. Portal allègue en preuve de la congestion du sang à la tête, la *rougeur du visage, l'inflammation des yeux et les saignemens du nez*, il n'y a pas une garde-malade qui ne puisse s'être assurée de l'inexactitude de cette assertion. Quel est l'individu qui n'a vu prendre ou qui n'a pris lui-même l'émétique? Eh bien! j'en appelle à tous les souvenirs et à l'expérience. Qu'on observe le malade qui vomit, on le verra pâle, défiguré, livré quelquefois à d'inexprimables angoisses, et près de se trouver mal. Mais les phénomènes dont parle M. Portal, lesquels d'ailleurs ne prouve-roient point la congestion sanguine, ne se manifestent point ordinairement.

Ce n'est pas que les malades n'aient pu avoir quelquefois une hémorrhagie tout en vomissant ; les hémorrhagies ont lieu à toutes les époques de la mala-die ; mais elles sont si peu dépendantes de l'action même du vomissement, que l'on administre tous les jours l'émétique à des malades actuellement atteints d'hé-morrhagie, sans que l'émétique fasse cou-ler une goutte de sang. Quel médecin ignore les observations consignées à ce sujet dans Stoll, dans Plenciz, etc. ?

Quant à la remarque que fait M. Portal de ces apoplectiques, qui ont, dit-il, péri dans l'action du vomissement, et dont il attribue la mort à l'émétique, j'observe qu'il consigne lui-même dans ses écrits des histoires dans lesquelles on voit les apoplectiques mourir tout de suite après

la saignée, et que, loin d'accuser la saignée, il prétend, au contraire, qu'il eût
fallu les saigner, et *plutôt* et *davantage;*
et que, lorsque les malades meurent en
prenant l'émétique, c'est l'émétique qui,
selon lui, a tué le malade! Il y a ici tout
au moins défaut de logique. Il est vrai
que la sienne est remarquable. Il prétend
que la saignée est le véritable remède de
l'apoplexie; et il rapporte des observations où l'on voit que la saignée a manifestement tué les malades. D'un autre
côté, il prétend que l'émétique est per-
nicieux, et l'on voit, par ses propres observations, que tous les malades auxquels
on a administré l'émétique ont été sau-
vés, à l'exception de celui qui fait le sujet de sa première observation; et si, dans
ce cas, l'émétique n'a pas obtenu son suc-
cès accoutumé, la raison en est sans doute
qu'il fut associé à des remèdes qui, ayant
une vertu dissolvante, tels que les alkalis
et les vésicatoires, sont nuisibles dans le

traitement de l'apoplexie, comme on le verra plus bas, où je dirai un mot des vésicatoires, et ont dû contrarier les bons effets de l'émétique.

M. Portal termine son second mémoire par les annonces les plus effrayantes aux apoplectiques qui ne seront pas saignés ; il les menace de *mort*, ou de *rester perclus de tous leurs membres, ou du moins de quelqu'un d'eux, ou aveugles, ou sourds, ou muets, ou avec d'autres accidens aussi graves* (1).

Néanmoins, comme tout en prétendant que la saignée est le véritable remède de l'apoplexie, il ne cite aucun cas d'apoplexie que la saignée ait guéri, et qu'il prévoit bien que d'autres, en suivant ses préceptes, ne seront pas plus heureux dans leur pratique que celui qui les donne, il faut une réponse à ce futur contingent ; la voici : *La congestion du*

____

(1) Page 227.

sang, dit-il, *peut être telle, que les saignées les plus abondantes ne puissent la détruire, mais elles n'en sont pas moins indiquées* (1).

L'auteur montre ici que les leçons de l'expérience sont entièrement perdues pour lui, puisque, quels que soient les événemens, il n'en est pas moins inébranlable dans son système.

Lorsque l'auteur a ainsi contredit la doctrine généralement reçue et professée par tout ce qu'il y a de médecins éclairés, il a dû se trouver embarrassé. Citera-t-il les observations nombreuses qui détruisent son système? cela est pénible; il faut alors les discuter, les réfuter; cela est plus difficile encore. L'auteur fait mieux; il n'en parle pas, et il publie son système, bien qu'il soit anéanti même avant que de paroître! Il faut le dire, si M. Portal en eût agi ainsi, même en traitant le plus mince sujet de littérature, il ne seroit pas

____

(1) Page 228.

exempt de reproches ; mais il s'agit ici de la vie des hommes ; il s'agit d'une des questions de médecine les plus épineuses, et d'une maladie tellement grave, que la nature des secours décide souvent en très-peu d'heures de la conservation ou de la perte du malade ! A quoi serviroit donc que nos illustres devanciers aient enrichi l'art du produit de leurs travaux, si le fruit en devoit être perdu pour leurs collaborateurs ? Cette riche succession n'est pas notre propriété dont il nous soit libre de faire tel usage qu'il nous plait ; c'est un dépôt. Ces bienfaiteurs de l'humanité, en consacrant leurs veilles à son service, et en nous transmettant leurs lumières, nous ont imposé le devoir de les faire parvenir aux êtres souffrans, auxquels ils les ont consacrées. Je vais le remplir.

« Si l'on recherche, écrivoit Rega en 1721, la cause des affections soporeuses, on la trouvera aussi souvent dans l'estomac, que celle du vertige qui en est l'ordinaire avant - coureur. Van-Helmont prouve , par les symptômes qui précèdent l'apoplexie, qu'elle vient ordinairement de la surcharge de l'estomac. En effet, cette langueur , cette inaptitude au mouvement, la pente au sommeil , la pesanteur de tête, l'oppression presque entière du cerveau, dont se plaignent d'abord ceux que cet accident grave menace , ou plutôt qui sont les signes précurseurs de l'apoplexie, sont ordinairement produits par le ventricule ; et certainement, si nous examinons attentivement toutes les circonstances, si l'on considère le mode d'invasion , les causes occasionnelles, et les remèdes auxquels cette maladie très - grave cède très-promptement, on ne peut douter que des matières étrangères, surchargeant l'estomac, n'y déterminent une pesanteur et une oppression qui entraînent dans la même affection toutes les autres parties , et principalement la tête ; et cela n'a rien de surprenant. En effet, si l'estomac, piqué, crispé, irrité, agité de convulsions, irrite et fait entrer en convulsions tout le système nerveux, faut-il s'étonner que ce même estomac, affaissé et succombant en quelque sorte sous le poids, entraîne tout le système nerveux dans le même affaissement et dans le même épuisement ? Comment seroit-il affranchi dans ce cas-ci, puisqu'il ne l'est pas dans l'autre » (1) ?

Stoll assure avoir vu de plus fréquentes et de plus graves affections de la tête provenir du ventricule et des intestins, que d'aucun vice idiopathiquement établi dans le cerveau (2).

« Il est généralement reconnu aujourd'hui, dit Veegens, que les affections soporeuses ont bien plus fréquem-

____

(1) Rega, *de Sympathiâ.* Harlem, 1721, p. 92.
(2) *Rat. med.* part. 2, p. 63, Lugd-Bat.

ment leur source dans les viscères abdominaux, notamment dans l'estomac,
que ne l'ont cru autrefois les médecins.

« On distingue ces affections en plusieurs espèces. Il nous suffira de citer
pour exemple la principale de toutes,
qui est l'apoplexie, laquelle nous ver-
rons le plus souvent provenir sympa-
thiquement du ventricule, si nous con-
sidérons :

« 1.º Que très souvent la cause manifeste de l'apoplexie mortelle ne se
trouve point dans le cerveau du cadavre, comme l'ont déjà observé Baillou, Willis, Morgagni et Casimir Me-
dicus.

« 2.º Que souvent les cadavres offrent
des causes d'apoplexie, bien que le
sujet n'ait point été précédemment at-
teint d'apoplexie, et qu'elle n'ait été
pour rien dans la cause de la mort. On
peut consulter Morgagni et Platner.

« 3.º Que cette maladie est fréquemment occasionnée par le poison, par la luxure, par l'intempérance, par la crapule.

« 4.º Que cette maladie cède souvent aux émétiques ou aux purgatifs » (1).

« Ce qui prouve, dit Selle, qu'il y a des apoplexies sympathiques, c'est que souvent, chez les apoplectiques, on n'a trouvé ni dilatation ni déchirement des vaisseaux, et qu'au contraire on a souvent rencontré des épanchemens considérables qui n'étoient point suivis d'apoplexie » (2).

Je remarque que les quatre observations que M. Portal a rapportées dans son second mémoire sont aussi décisives pour renverser sa propre doctrine,

---

(1) Diderici Veegens, *Diss. de Sympathiâ inter ventr. et cap., præcipuè in statu præternaturali.* 1784, p. 306.

(2) Médecine clinique, trad. par M. Coray. 1787, t. 2, p. 40.

que pour appuyer la véritable. Quoique Rega et Veegens admettent l'existence des apoplexies inflammatoires, ils établissent néanmoins que le plus souvent l'apoplexie est une affection sympathique qui a sa source dans les viscères abdominaux, et le prouvent par l'examen du mode d'invasion et des causes occasionnelles qui déterminent l'apoplexie, et par les remèdes qui en triomphent. On voit également, par les quatre observations que M. Portal rapporte, que les quatre malades dont il y est question étoient adonnés à la bonne chère, qu'ils ont éprouvé l'attaque d'apoplexie après un grand repas, qu'on leur a administré l'émétique, et qu'ils ont été guéris; et, chose inconcevable, le flambeau que M. Portal présente ici aux autres ne sert pas à l'éclairer lui-même!

On voit, par les observations de M. Lepecq de la Clôture, que les apoplexies qui ont régné à Rouen en 1770 ne pro-

venoient point d'une affection idiopa-
thique du cerveau, mais de congestion
humorale. Les cinq histoires d'apoplectiques qu'il a consignées dans son ouvrage prouvent qu'une bile érugineuse,
noirâtre, plus ou moins abondante, dé-
terminoit toujours l'attaque d'apoplexie,
laquelle cédoit à l'évacuation de l'humeur
bilieuse ; et l'auteur fait à ce sujet la réflexion suivante : « Combien de coups
d'estomac, s'il est permis de s'expri-
mer ainsi, de convulsions produites
par des vers, par des causes irritantes
portées dans les entrailles, ont inter-
cepté tout-à-coup la vie, quoique l'action du cerveau ne fût point troublée
antérieurement » (1) !

Schoenheider a consigné dans les actes
de la Société de Médecine de Copenhague
un cas d'apoplexie, dont les retours fré-
quens et toujours occasionnés par une

____

(1) Observations sur les Mal. épid. p. 194.

abondante congestion de pituite cédoient
toujours à l'administration de l'émétique.
L'auteur dit avoir ainsi guéri, à dix re-
prises différentes, son malade septuagé-
naire (1).

Dans l'*apoplexie de sang*, *coup de sang*
de Sauvages, « les malades, dit l'auteur,
après avoir pris une forte dose d'émétique, ouvrent quelquefois les yeux;
ils témoignent par gestes ou par paroles qu'ils ressentent une douleur à
l'estomac et dans les intestins » (2).

Selon Charles Le Pois, la principale
cause de l'apoplexie vient d'ailleurs que
du cerveau (3).

« Personne n'ignore, dit Boursier de
Kanilfeld, que des causes cachées dans
le ventricule ou les intestins affectent
le cerveau au point de provoquer des

---

(1) *Acta Soc. med.* Haun. t. 1, p. 99.
(2) Nosologie méthodique. 1771, t. 2, p. 357.
(3) *Car. Pisonis obs.* p. 95.

convulsions ou le délire, et d'autres fois l'assoupissement ou la léthargie ; et que, lorsqu'on expulse à l'aide des purgatifs la cause matérielle, ou qu'on la corrige par d'autres moyens, on fait cesser et l'on dissipe complètement les convulsions, le délire, l'assoupissement ou la léthargie. Pourquoi donc de semblables causes, ayant une action plus forte et plus fréquente, ne peuvent-elles pas engendrer l'apoplexie sans qu'elles laissent dans le cerveau aucun désordre sensible à l'œil du prosecteur » (1') ?

Schroeder démontre que la cause la plus fréquente de l'apoplexie réside dans la région précordiale, et que les émétiques et les purgatifs sont les remèdes le plus généralement indiqués dans le traitement de cette maladie (2).

---

(1) *Instit. medic. pract.* — Aut. Burs. de Kanilfeld, vol. 3. Lipsiæ, 1787, p. 89.

(2) *Opusc. med.* vol. 2, p. 338.

Je crois ces témoignages plus que suffisans pour montrer, contre la doctrine de M. Portal, que le plus grand nombre des apoplexies provient d'une cause établie dans la région abdominale, et que, par conséquent, le plus grand nombre des apoplexies n'exige point l'administration de la saignée.

Mais ma tâche n'est point finie. Je me propose actuellement de prouver qu'il n'y a point d'apoplexie sanguine, et que la saignée est toujours pernicieuse dans le traitement de l'apoplexie.

Ici, je marche sans guide ; nul auteur n'a encore professé cette doctrine ; heureux si, l'exprimant telle que je la sens et que le lit du malade me l'a révélée, je parviens à extirper une erreur funeste qu'on a introduite dans l'art de guérir, et à l'enrichir d'une vérité nouvelle !

Examinons les cadavres des sujets décédés d'apoplexie ; et pour commencer par le cerveau, dans lequel M. Portal croit que gît uniquement la cause de la mort des apoplectiques, Morgagni nous assure, d'après ses propres dissections et celles de Varoli, que le cerveau des apoplectiques ne contient pas une plus grande quantité de parties excrémentitielles que le cerveau des autres cadavres (1). Morgagni, qui d'ordinaire ne se répète pas, reproduit plusieurs fois cette assertion dans ses écrits. Il est étonnant que M. Portal ne l'y ait pas vue ; que s'il l'a lue, il est plus étonnant encore qu'il se soit cru autorisé à renverser la doctrine universelle sur l'apoplexie, parce qu'il a trouvé quelques désordres dans le *cerveau* d'un apoplectique.

Morgagni semble avoir prévu et condamné d'avance le système de M. Portal, quand il dit : « Je ne fais pas comme ceux qui, dès qu'ils trouvent de l'eau dans

____

(1) Morgagni, *Epist. anat.* 4 , art. 1.

le crâne d'un apoplectique , pensent aussitôt qu'elle a occasionné la maladie »·(1).

« C'est l'ordinaire erreur, dit Lancisi, de ceux qui n'ont point d'expérience ; dès qu'ils trouvent de la lymphe dans les cavités du cerveau , ils sont dans l'usage de lui attribuer l'apoplexie, tandis qu'elle n'en est ordinairement que l'effet » (2).

Au sujet de l'eau qu'on trouve dans le crâne des apoplectiques , Morgagni ajoute : « Vous n'ignorez point que des auteurs assurent que, dans l'état naturel, les ventricules du cerveau contiennent toujours un peu d'eau ; d'ailleurs vous voyez bien certainement qu'elle (l'eau) ne peut pas être plus abondante que dans une hydrocéphale interne ; et

---

(1) *Id. eod. loc.*
(2) Opér. t. 1, l. 1 , c. 7 , §. 3, p. 7.

cependant Vésale assure qu'il a trouvé dans une enfant de deux ans, atteinte de cette maladie, environ neuf livres d'eau ; il ajoute que cette enfant conserva sa connoissance jusqu'au dernier moment ; qu'elle avoit, il est vrai, une foiblesse extrême dans les membres, mais qu'ils n'étoient point paralysés. Outre cela, continue Morgagni, vous savez très-bien, d'après une foule d'ouvertures dont Bonnet a consigné l'histoire dans son ouvrage intitulé *Le Cimetière anatomique*, qu'on a trouvé, dans le crâne, des tumeurs qui n'avoient point été suivies d'apoplexie. Mais, pour commencer par ces dernières, j'ai vu moi-même, ainsi que je l'ai noté autrefois dans mon journal, une nouvelle augmentation de substance osseuse survenue à trois os du crâne, laquelle présentoit une protubérance considérable qui se dirigeoit en dedans et comprimoit le cerveau, sans que cette compression ait déterminé ni l'apoplexie ni aucune autre maladie » (1).

« J'ai ouvert, dit M. Thiéry, quinze cadavres de personnes âgées de 60 à 90 ans. Les vaisseaux de la tête étoient très-engorgés ; quatre fois même j'ai trouvé des concrétions polypeuses dans les sinus longitudinaux et latéraux ; dans d'autres, les ventricules du cerveau étoient remplis de sérosité : tels sont les effets que j'ai rencontrés très-souvent et exactement, dans la même proportion, dans des personnes enlevées par l'apoplexie ; et celles-ci cependant étoient mortes sans la plus légère apparence d'apoplexie. D'un autre côté, j'ai ouvert plusieurs cadavres de personnes frappées et mortes subitement, ou le troisième ou le quatrième jour, d'une attaque d'apoplexie, et je n'ai

____

(1) Morgagni, *Epist. anat.* 4, n. 28 et 29, p. 61. Lovanii, 1766.

trouvé qu'un très-léger engorgement des vaisseaux, sans aucune espèce d'extravasation » (1).

« Lorsqu'à l'ouverture des cadavres apoplectiques, dit Sauvages, on trouve de l'eau dans les sinus du cerveau, ce n'est pas à dire pour cela que cette sérosité ait été la cause de l'apoplexie.... J'ai vu des hydrocéphales énormes sans apoplexie : plusieurs auteurs ont fait la même observation » (2).

Je crois superflu de parler de chaque espèce d'épanchement qui peut avoir lieu dans le crâne, puisque la sentence de Morgagni, résultat d'une infinie quantité de dissections, enveloppe tous les désordres que présente le cerveau, et qu'il assure qu'on ne doit jamais les considérer comme étant la cause de l'apoplexie, attendu qu'on les observe indifférem-

----

(1) Med. expérim. p. 142 et 143.
(2) Nosologie méthodique. 1771, t. 2, p. 361.

ment sur des sujets morts d'apoplexie, comme sur des sujets morts de toute autre maladie.

Cependant j'observerai que, si l'épanchement de sang n'étoit pas aussi insignifiant que l'épanchement de sérosité, le premier de ces épanchemens prouveroit encore moins l'apoplexie sanguine que le second.

En effet, si les globules sanguins avoient une ténuité aussi grande, étoient aussi fluides que la partie séreuse, ils s'échapperoient avec celle-ci, quand celle-ci s'échappe ? Cela est évident de soi-même. Si donc les globules sanguins restent dans les vaisseaux, tandis que la sérosité s'en épanche, ils n'y peuvent rester qu'à raison de leur plus grande consistance, de leur plus grand épaississement ; or cette consistance et cet épaississement du sang le rapprochent de l'état qu'on appelle *inflammatoire*. L'apoplexie sanguine, qu'on suppose pro-

duite par ce prétendu épaississement inflammatoire du sang , ne peut donc pas
présenter l'épanchement de sang dont
on parle , puisque sa densité s'y oppose ;
il suffit donc de voir le sang épanché
dans le cerveau pour être certain que , si
cet épanchement est autre chose que
l'effet de la maladie, il ne prouve pas du
moins l'apoplexie sanguine.

Revenons à Morgagni. Il a recueilli
dans sa troisième Lettre toutes les observations, qui sont au nombre de huit,
qu'il a faites lui-même sur l'apoplexie
sanguine. Il ne put être instruit d'aucune circonstance relative à l'un des
sujets de ces observations. Quant aux
sept restans , il remarque que deux
étoient avancés en âge , deux adonnés à
la boisson , deux avoient été long-temps
exposés au soleil, et que le corps du dernier avoit conservé sa chaleur long-temps
après la mort ; et j'observe que la vieil-
lesse , l'abus des boissons spiritueuses ,

une longue exposition à l'ardeur du soleil, la chaleur conservée dans le cadavre
long-temps après la mort, sont tout autant de circonstances qui annoncent, les
unes comme cause, les autres comme
effet, une grande *raréfaction* du sang.

M. Portal dit, en parlant du cadavre
de l'avocat dont l'ouverture lui avoit *évi-*
demment prouvé qu'il étoit mort d'apoplexie sanguine : « La chaleur du corps
« était si considérable vingt-quatre heu-
« res après la mort, que je crus devoir
« différer au lendemain l'ouverture du
« corps : je fis cependant quelques scari-
« fications à la plante des pieds ; il en
« sortit environ deux cuillerées d'un sang
« très-rouge et liquide » (1).

Dans un autre de ses ouvrages, M. Portal s'exprime ainsi qu'il suit : « La cha-
« leur se conserve aussi très-long-temps

____

(1) Mémoires sur plusieurs mal. par Ant. Portal.
1800, t. 1, p. 283.

« dans les corps des apoplectiques. On a
« des exemples frappans de ce que j'a-
« vance : je citerai, entre autres, celui du
« père gardien des capucins de Montpel-
« lier, mort subitement en 1784, et qu'on
« conserva long-temps sans l'ensevelir,
« parce que son corps était très-chaud.
« Les papiers publics ont fait mention,
« il n'y a pas long-temps, d'un événe-
« ment à-peu-près semblable arrivé à
« Vienne en Autriche. Enfin, les auteurs
« rapportent diverses observations qui
« prouvent que les corps des personnes
« mortes d'apoplexie, ou qui ont été
« tuées par des vapeurs méphitiques,
« conservent très-long-temps la cha-
« leur » (1).

M. Portal, en constatant avec soin et
la liquidité du sang et la chaleur qui se

---

(1) Observations sur les effets des vapeurs méphitiques dans l'homme, etc., par Ant. Portal. 1787,
p. 8 et 9.

conserve long-temps dans le cadavre des apoplectiques , prouve par-là que le sang des apoplectiques est très-raréfié.

L'état des liqueurs tel qu'on l'observe dans un homme ivre peut servir aussi à faire connoître l'état des liqueurs d'un apoplectique ; l'un et l'autre présentent les mêmes phénomènes : profond assoupissement, respiration stertoreuse, face extrêmement colorée, suspension presque entière des facultés animales; en sorte qu'on pourroit appeler l'ivresse *une courte apoplexie.* Cependant le sang d'un homme ivre ne s'est ni accru ni enflammé; il n'a éprouvé qu'augmentation de volume. « C'est le propre, dit de Haen , de la partie spiritueuse du vin de raréfier le sang » (1).

A présent, qu'est-ce que la raréfaction du sang? La raréfaction du sang a lieu toutes les fois qu'une certaine quantité

---

(1) *Rat. med.* t. **2**, p. 134.

de calorique s'est interposée entre les principes qui constituent la masse sanguine ; c'est-à-dire qu'alors le sang, sous un volume déterminé, contient moins de ces principes qu'il n'en contenoit auparavant sous le même volume ; ou en d'autres termes, qu'il est moins substantiel, qu'il est appauvri. Or, que faites-vous en saignant dans ce cas ? Corrigez-vous la cause de cet appauvrissement du sang ? Le ferment qui l'atténue, qui lui imprime un commencement de dissolution, et qui cause ainsi son expansion et la dilatation des vaisseaux ; ce ferment qui, devenu plus acrimonieux, dissout tout-à-fait le sang, corrode les vaisseaux, et détermine ainsi l'épanchement ; car telle est, selon moi, l'étiologie de l'apoplexie ; ce ferment, dis-je, est-il neutralisé par la saignée ? Nullement : vous diminuez la quantité du sang, mais vous ne changez en rien sa qualité : avant la saignée, il fermentoit, il bouillonnoit, il distendoit les vaisseaux, il s'épanchoit; après la saignée, il fermentera, il bouillonnera, il distendra encore les vaisseaux, il s'épanchera.

De l'état de dissolution que présente le sang des apoplectiques découle la théorie complète de l'apoplexie. Dire que le sang est dissous ou raréfié, ce qui est la même chose, c'est dire que les principes constitutifs de ce liquide ont perdu la force de cohésion qui les unissoit; dès-lors ils n'exercent plus qu'une action affoiblie sur le cœur. Celui - ci, foiblement stimulé, réagit foiblement à son tour; de-là le ralentissement du pouls. Voilà pourquoi Hippocrate (1) tiroit un bon présage de la fièvre qui survenoit aux apoplectiques, laquelle n'est autre chose que l'expression de la réaction des

____

(1) *Hic intra septem dies, nisi eum febris corripuerit, interit; si namque corripuerit, convalescit.* Lib. 1. de Morb. cap. 2. Charter, t. 7, p. 552.

4

forces vitales. La diminution d'énergie qu'éprouvent ces dernières ne leur permet plus de projeter avec vigueur le sang dans les vaisseaux du cerveau; de-là la paralysie de cet organe, et la privation du mouvement et du sentiment, dans laquelle consiste l'apoplexie.

Celle qu'occasionne cette dissolution ou raréfaction du sang, est cette espèce d'apoplexie qu'on a crue jusqu'ici très - distincte de l'apoplexie sanguine, et qui n'en diffère point, ainsi qu'on le verra plus bas, et qu'on appelle ou *sympathique*, ou *séreuse*, ou *pituiteuse*.

On l'appelle *sympathique*, parce que la cause matérielle est ailleurs que dans le cerveau.

Séreuse ou *pituiteuse*, parce que cette cause primitive consiste dans un ferment âcre(1)qui, introduit des premières voies

______

(1) « Si une humeur douée d'une qualité âcre lèse le cerveau, dit Prosper Martian, d'après Hippo-

dans le torrent de la circulation, exalte la masse sanguine, et la fait extravaser; et comme on attribue cette extravasation à la trop grande abondance du sang, on croit que rien n'est plus salutaire que d'en tirer.

Une comparaison rendra sensibles les funestes effets de cette pratique. Ceux qui ont vu faire une décoction de café doivent avoir observé que, lorsqu'il bout trop fort, il s'extravase. Que fait - on alors? Jette-t-on du café hors du vase? Non, on y verse de l'eau froide; et à mesure qu'on verse un liquide plus condensé sur un qui l'est moins, l'équilibre se rétablit dans les deux; le plus raréfié prend de la densité et ne s'extravase plus, quoique sa masse ait augmenté ; tandis que, si on laissoit la liqueur sous l'empire de la cause qui la raréfie, on auroit beau en jeter, on ne

crate, elle engendre l'apoplexie ». — *Si humor acri qualitate lædat, apoplexiam facit. Notat.* in Hipp. p. 55, éd. de 1652.

l'empêcheroit de s'extravaser, que lorsqu'il n'y en auroit presque plus.

Voilà une image exacte des effets que
produit la saignée dans l'apoplexie ; le
sang est en ébullition ; on le verse : l'é-
bullition augmente jusqu'à ce qu'il ne
reste presque plus de sang dans le corps ;
et alors la vie s'éteint.

L'état d'expansion extrême dans lequel
se trouve le sang des apoplectiques
montre que, s'il étoit aussi facile d'in-
troduire du sang dans les vaisseaux du
corps humain que d'en tirer, il faudroit
augmenter la masse sanguine plutôt que
d'en rien retrancher. L'on n'a donc point
lieu d'être surpris que la pratique contraire occasionne la mort. Un tel effet est
la suite nécessaire du traitement.

Un examen approfondi du caractère
essentiel de l'apoplexie suffit, j'ose le
dire, pour prouver cette assertion ; mais
on verra plus loin que les faits la prouvent encore mieux.

Rappelons ici actuellement un passage de Van‑Swiéten : « Bien plus, dit cet auteur, en parlant de l'apoplexie pituiteuse, Celse a prudemment conseillé, à l'égard de la saignée, de bien examiner le genre de la maladie, afin de s'assurer si le sang est en excès ou *en défaut*. Certainement, dans ce cas‑ci, le sang est en défaut, et non pas en excès : on ne doit donc pas l'évacuer » (1).

On voit, par le phénomène qu'offre toujours l'apoplexie sanguine, que le passage de Van‑Swiéten s'y applique parfaitement. *Défaut de sang*, *raréfaction du sang*, sont deux expressions synonymes. L'apoplexie pituiteuse se confond donc avec l'apoplexie sanguine : ces deux espèces n'en font qu'une seule ; il y a dans l'une et dans l'autre diminution de la masse du sang ; et l'on peut dire de chacune indifféremment : « Certainement,

____

(1) Comm. in Boerh. aph. t. 3, p. 299, in‑4.º Paris.

dans ce cas-ci, le sang est en défaut, et non pas en excès : on ne doit donc pas l'évacuer ».

C'est de cette diminution de la masse du sang que vient, ainsi que je l'ai déjà dit, le ralentissement de son cours et l'assoupissement.

La preuve que la diminution de la masse du sang en ralentit le cours se tire des expériences de M. de Haller, qui a vu, il est vrai, le cours du sang accéléré dans l'acte même de la saignée ; mais qui a vu aussi que, la saignée faite, le cours du sang étoit plus ralenti qu'il ne l'étoit avant la saignée (1).

Quant à l'assoupissement, on se convaincra que la saignée le provoque, si on lit l'observation de Galien, dans laquelle on voit qu'un malade saigné jusqu'à

____

(1) Mémoires sur le mouvement du sang et sur les effets de la saignée, par M. de Haller. Lausanne, 1756, p. 111.

défaillance tomba dans une léthargie si profonde, qu'on eut beaucoup de peine à l'en retirer (1).

L'histoire de M. Bertrand, rapportée par M. Portal (2), une observation de Bang, une de Wepfer, plusieurs de Bordeu que je vais rapporter ici, prouvent que les saignées provoquent l'apoplexie.

« Un homme âgé de 40 ans, dit Bang, sujet à des coliques inflammatoires, en éprouvoit, depuis cinq jours, un accès accompagné de constipation et d'un pouls prompt et tendu. Il avoit déjà pris des pilules cathartiques. *Sept saignées* et des médicamens camphrés n'ayant rien changé à la maladie abdominale, il survint, le neuvième jour, une *attaque d'apoplexie*, qui se termina le lendemain par la mort.

______

(1) Gal. *Oper. meth. med.* lib. 9., cap. 4.
(2) Mém. sur plusieurs mal. t. 1, p. 284.

« On trouva, à l'ouverture du cadavre, une portion des intestins enflammée, l'autre gangrenée, la poitrine et la tête dans l'état naturel » (1).

Wepfer raconte qu'une femme de Schaffouse, plus que sexagénaire, qui gagnoit sa vie à cultiver la vigne, et qui avoit l'habitude de se faire saigner souvent, comme c'est l'usage des gens de la campagne à Schaffouse, fut un jour trouvée morte au pied d'un cep de vigne (2).

« Une fille, dit Bordeu, âgée de 20 ans, bien constituée et bien réglée, se plaignoit d'un peu de mal à la tête, et eut un peu la fièvre le jour avant d'avoir ses règles. Elle se *fit saigner du bras, et elle tomba, dix heures après la saignée, en une sorte d'apoplexie. Je fus appelé;*

---

(1) *Selecta diarii.* Aut. Bang. Haphniæ, 1789, t. 2, p. 44.

(2) Jac. Wepferi, Hist. apoplect. 1724, p. 10.

je trouvai le pouls un peu rebondissant, mais petit, fréquent, fort convulsif; je *fis faire plusieurs saignées du pied avec peu de succés;* il sortit quelques gouttes de sang du nez, mais *la malade mourut bientôt après* (1).

« Une femme, dit le même auteur, âgée de 30 ans, qui n'avoit point eu ses règles depuis trois mois, devint sujette à un mal de tête presque habituel; elle saigna très-peu du nez. *On la saigna du pied; et deux jours après, elle eut une attaque de convulsion fort approchante de l'épilepsie, à laquelle succéda une légère attaque d'apoplexie.* La malade revint de cette attaque, et resta dans un état d'étonnement et d'égarement, pendant lequel elle avoit le pouls rebondissant presque à chaque pulsation, mais très-convulsif. *Elle fut saignée du pied; et quelque temps après, elle eut une autre*

---

(1) Recherches sur le pouls, p. 58.

attaque dont elle mourut sans avoir eu de saignement de nez » (1).

Le même auteur raconte l'histoire d'*un vieillard sujet aux hémorrhoïdes*, et la termine ainsi : « Il ne fut pas possible de rétablir l'écoulement des hémorrhoïdes, ni de le suppléer par une *grande quantité de saignées*, et par d'autres remèdes qu'on fit en très-peu de temps : le malade *mourut d'apoplexie* » (2).

Il faut remarquer ici que le malade de Galien avoit la fièvre, celui de Bang la colique ; que celui de M. Portal avoit fait une chûte ; que Wepfer ne put découvrir autre chose de la femme dont il parle, sinon qu'elle marchoit avec difficulté ; et que des trois malades de Bordeu, l'une n'avoit qu'une légère indisposition, l'autre un mal de tête presque habituel, et le troisième des hémor-

----

(1) Recherches sur le pouls, p. 59.
(2) P. 183.

rhoïdes ; et que la saignée, ayant produit sur des sujets atteints de maladies diverses un effet semblable, savoir , ou un assoupissement léthargique, ou l'apoplexie, la conséquence naturelle qui suit de ces observations, est que la saignée a une propriété particulière pour affecter le cerveau et pour provoquer les affections soporeuses et l'apoplexie.

Ou je me trompe, ou cette manière de raisonner n'a rien qui appelle la défiance ni qui la justifie ; je ne présente aucune explication systématique ; je ne construis aucune hypothèse ; j'expose le résultat pur et simple des faits.

Il faut ici nier ou les faits ou la conséquence.

Quant aux faits, ils sont certains et incontestables ; et je n'ai point consigné ici tous ceux que j'aurois pu rapporter ; mais les preuves qui résultent des observations que j'ai citées me paroissent d'autant plus concluantes en faveur de la proposition que je cherche à établir, que leurs auteurs, en les recueillant, n'avoient pas le dessein de la prouver.

Quant à la conséquence, chacun peut juger si elle découle des faits ou si elle les contredit.

On voit, d'après cela, dans quelle erreur sont ces personnes qui se font saigner à certaines époques pour prévenir une attaque d'apoplexie, puisqu'elles emploient, pour écarter la maladie qu'elles redoutent, le moyen le plus propre à en accélérer l'invasion ; et, chose étrange ! quand l'accident arrive, comme il doit arriver, puisqu'on a fait tout ce qu'il faut pour le provoquer, bien loin de l'imputer aux saignées, on ne l'attribue qu'à la négligence du malade à les réitérer.

Il me semble qu'il résulte de ce que j'ai déjà établi, que la saignée, qui diminue la masse du sang, ralentit son cours, provoque l'assoupissement, ne peut être

utile dans une maladie où il y a diminution de la masse du sang, ralentissement de son cours et assoupissement.

Que si, outre cela, il est prouvé que la
saignée provoque directement l'apoplexie
même, la saignée ne peut être le remède
de l'apoplexie; disons mieux : la saignée
est le moyen le plus funeste qu'on puisse
employer dans le traitement de l'apoplexie. L'on voit ainsi la raison de la
mortalité qui semble attachée à cette maladie; c'est moins la maladie qui tue,
que le secours.

J'ose même ajouter que, dès qu'on est
une fois certain, par le témoignage de
l'observation, que les liqueurs des apoplectiques sont toujours dans un état de
raréfaction, les gens les plus étrangers à
l'art de guérir peuvent décider la question qui nous occupe ici; car la signifi-
cation de ces mots, *raréfaction du sang*
et *saignée*, étant connue de tout le
monde, les plus simples lumières du

bon sens suffisent pour faire comprendre qu'une soustraction quelconque de sang ne peut qu'être pernicieuse dans une maladie caractérisée par l'appauvrissement du sang.

Mais, dira-t-on, comment supposer que l'apoplexie, qui attaque souvent ceux qui vivent dans la bonne chère, soit caractérisée par l'appauvrissement du sang ?

— Eh quoi ! ignoreriez-vous que la bonté et la richesse du sang viennent moins de l'abondance et de la qualité des alimens, que de la perfection des digestions ; et que cet agriculteur, dont les alimens sont simples, mais les digestions excellentes, a un sang plus substantiel et de meilleure qualité, que cet homme opulent, dont la digestion, toujours pénible, toujours incomplète, ne produit qu'un chyle mal élaboré et un sang vapide ? Qui ne sait que ces constitutions qu'on appelle *apoplectiques* sont ordinairement remarquables par un embonpoint excessif? Et il est tellement connu que cet embonpoint excessif est l'indice de la foiblesse du sang, que les plus intrépides partisans de la saignée sont très-circonspects à la prescrire aux malades doués d'un tel embonpoint, qui la supportent beaucoup plus mal que les personnes maigres.

Si l'on veut s'assurer encore que la saignée ne peut qu'être nuisible dans le traitement de l'apoplexie, il faut considérer l'affinité qui existe entre l'attaque d'apoplexie et l'accès de fièvre apoplectique.

Or, l'accès de fièvre apoplectique n'est point inflammatoire, puisque le quinquina en triomphe; et tous les praticiens sont bien convaincus que la saignée y seroit mortelle.

Que si l'accès de fièvre apoplectique n'est point inflammatoire, et s'il est bien certain que la saignée y seroit pernicieuse, il s'en suit que l'attaque d'apoplexie n'est pas non plus inflammatoire, et que la saignée y est également contraire.

Pourquoi? Parce qu'il n'y a que l'intermittence qui distingue ces deux maladies, et que le type divers des maladies ne constitue point une différence essentielle entre elles.

Si ces deux maladies peuvent donc admettre, dans leur traitement, quelque différence qui soit relative au type varié qu'elles présentent, elles n'en peuvent admettre aucune qui soit relative à leur cause matérielle; c'est-à-dire, qu'on ne peut, sans commettre une erreur grave, traiter l'apoplexie comme une maladie inflammatoire, lorsqu'il est bien évident que l'accès apoplectique n'est pas une maladie inflammatoire.

On demandera peut-être à présent comment la saignée peut inspirer tant

de confiance dans le traitement de l'a-
poplexie ?

Je crois en voir la raison dans le soulagement prompt mais fugitif que quelquefois la saignée procure ; car elle ne
tue pas toujours subitement les apoplectiques, quoiqu'elle leur soit toujours pernicieuse. Morgagni rapporte plusieurs
histoires de sujets atteints d'apoplexie
dite sanguine, qui furent d'abord sou-
lagés par la saignée, bien qu'ils aient
fini par y succomber (1).

On imagina sans doute que, dès que
la saignée soulageoit, c'étoit une preuve
de son utilité, et que les malades ne suc-
comboient que parce que la violence du
mal étoit supérieure à l'efficace du remède.

Quant à la raison de ce soulagement
momentané, je crois la trouver aussi

______

(1) Voyez *de. sed. et caus. morb.* t. 1 , p. 20 et 42.
Lovanii , in-4.°. 1766.

dans l'expérience que j'ai déjà citée de M. de Haller, par laquelle on a vu que la saignée imprime une accélération momentanée à la circulation. Le caractère essentiel de la maladie, le vice apoplectique, consistant dans le ralentissement du cours du sang, un remède qui l'agite et l'accélère doit procurer quelque soulagement au malade. Mais ce soulagement est chèrement payé, puisqu'on a vu, par la même expérience de M. de Haller, que l'effet postérieur et durable de la saignée est de ralentir le cours du sang qu'elle a d'abord accéléré, c'est-à-dire, d'aggraver, en dernier résultat, la cause essentielle de l'apoplexie.

On a cru donner une théorie juste de la maladie, quand on a dit : Le sang raréfié, soit qu'il dilate les vaisseaux, soit qu'il soit épanché, presse l'origine des nerfs : de-là la suspension du sentiment et du mouvement. — Et là-dessus

on a conclu que, si l'on évacuoit le sang,
on dégageroit les nerfs.

Mais ces vues, appliquées au lit des
malades, bien loin de leur rendre la
santé, leur ont donné la mort; et il me
semble qu'il eût été facile de prévoir cette
funeste issue. En effet, lorsque le sang
est épanché, comment peut-on espérer
de le faire rentrer dans les vaisseaux,
et de l'évacuer ensuite en ouvrant d'autres vaisseaux? La saignée est donc nuisible sous ce rapport, puisque, impuis-
sante pour évacuer le sang épanché,
elle aggrave la cause de l'épanchement.
C'est la même chose lorsqu'il n'y a que
dilatation des vaisseaux, puisque cette
dilatation est occasionnée par la raréfaction, laquelle est augmentée par la
saignée.

D'ailleurs, quand il s'agit du traitement des maladies, il faut subordonner
toutes les théories à l'observation faite
au lit du malade. Or, on a vu ce qu'en-

seigne le lit du malade sur ce sujet. On a vu succomber les apoplectiques traités par la saignée; on a vu, au contraire, se rétablir les apoplectiques auxquels on a administré l'émétique ; il n'en faut pas plus. Tous les systèmes doivent plier devant ces documens suprêmes, qui sont la voix positive de la vérité , puisqu'ils sont l'expression de la nature.

Donc le vrai remède de l'apoplexie, est l'émétique.

Cette conclusion, fondée sur le vrai caractère de la maladie, et sur la grande règle prise de ce qui est utile et de ce qui nuit (1), est encore sanctionnée par l'autorité d'Hippocrate.

Hippocrate, après avoir donné une idée exacte de la maladie, qu'il n'attribue ni à la surabondance du sang ni à son inflammation , mais à l'irruption d'humeurs viciées sur le cerveau, adapte

______

(1) *A juvantibus et lædentibus.*

très-judicieusement le traitement prin-
cipal à cette vue, et prescrit de faire
promptement vomir le malade (1).

Toutefois, la vérité ne me permet pas
de taire qu'Hippocrate, à la fin du cha-
pitre où il présente cet aperçu profond
et donne ce sage conseil de pratique,
ajoute celui de saigner le malade à la
langue, si l'on peut trouver la veine;
mais on comprend, par l'expression con-
ditionnelle qu'il emploie, que cette vue
ne lui paroissoit point l'indication capi-
tale à remplir; tandis qu'après avoir
établi la cause apoplectique dans la dé-
génération des humeurs, il répète deux
fois le conseil de les évacuer, et il prescrit d'abord un clystère, et ensuite le suc
de férule, pour évacuer la bile par les
voies inférieures et par les voies supé-

____

(1) Hipp. t. 7, p. 585. — *De Morbis*, lib. 3, cap. 8.
Charter.

rieures. D'ailleurs, quand Hippocrate auroit attaché à la saignée, qu'il prescrit
ici, plus d'importance qu'il ne semble
lui en accorder, c'est à nous, à qui de
nombreuses observations en ont mani-
festé les dangers, à faire céder l'autorité
d'Hippocrate à celle de l'expérience. La
première loi du médecin est le salut du
malade.

Il semble, au premier aspect, que les
vésicatoires, étant doués d'une action sti-
mulante, doivent convenir dans une affection comateuse telle que l'apoplexie;
mais il faut se rappeler que les observations de Tralles, de Van-Swieten, de
Tissot, de Quarin, etc., ont prouvé que
les vésicatoires introduisent dans nos
humeurs une âcreté dissolvante qui les
rend nuisibles dans les fièvres malignes
par dissolution; et que, l'apoplexie étant,
comme la fièvre maligne, une maladie
par dissolution, le même motif qui interdit l'emploi des vésicatoires dans l'une

de ces maladies ne permet pas non plus de les administrer dans l'autre.

Comme on a pu se convaincre, par les observations rapportées plus haut, que la pratique crée plus d'apoplexies qu'elle n'en trouve, je n'ai point lieu de regretter que ma pratique ne m'ait encore fourni aucun cas d'apoplexie parfaite. J'ai soigné, à la vérité, bien des malades atteints de paralysie : maladie dont la cause est la même que celle de l'apoplexie. J'ai soigné aussi beaucoup d'autres malades, dans lesquels se manifestoient des signes avant-coureurs d'une attaque d'apoplexie, tels notamment qu'un embarras très-sensible dans la parole, lequel en est un des moins trompeurs ; mais j'ai toujours été assez heureux pour conjurer le danger, en employant promptement l'émétique ou les purgatifs, quand l'idiosyncrasie des sujets ne m'a pas permis d'employer le premier de ces secours ; et je suis bien convaincu que l'apoplexie auroit suivi les symptômes qui l'annonçoient, si, au lieu de combattre la congestion humorale, je m'en étois rendu l'auxiliaire par les saignées. Je suis donc autorisé à regarder comme confirmée par ma propre expérience la nouvelle doctrine que je publie dans cet écrit.

La même raison qui, dans le traitement de l'apoplexie, interdit la saignée, l'interdit également dans le traitement des *asphixiés*, des *noyés*, des *enragés*, attendu que le sang de ces divers sujets est raréfié. Cependant M. Portal, qui prescrit la saignée dans tous ces cas, établit en même temps que le sang des asphixiés et des enragés est toujours dans un état de raréfaction : contredisant ainsi sa pratique par ses propres observations, et prescrivant un remède dont il démontre lui-même les dangers.

Il est vrai que, pour ce qui regarde les

submergés, M. Portal, qui prescrit de les saigner *lorsqu'on sent encore quelque peu de chaleur dans l'habitude extérieure de leurs corps*, observant seulement qu'*il serait téméraire de la tenter* (la saignée) *sur des corps glacés, et dont les membres commencent à roidir* (1), prétend, contre les observations de Meckel, que le sang des noyés n'est pas plus raréfié que celui des autres cadavres. Et quels sont ses garans ? M. Portal n'est pas encore ici bien riche en observations ; il n'en rapporte que deux, qui même, loin de démentir, confirment celles qu'il contredit, puisqu'on y voit que, dans les deux cadavres dont il a fait la dissection, *le ventricule gauche et l'artère-aorte étaient presque vides ; les vaisseaux des parties qui sont au-dessous du diaphragme contenaient aussi très-peu de sang ; le tronc de la veine-cave*

---

(1) Observations sur les effets des vapeurs méphitiques dans l'homme, etc. in-8.° 1787, p. 97.

était distendu par une grande quantité de sérosité rougeâtre et écumeuse (1).

Or, qu'est-ce que cette *grande quantité de sérosité rougeâtre et écumeuse*, sinon un sang raréfié ? raréfaction qui est, certes, bien plus considérable dans les vaisseaux où le sang manque presque totalement ; et lorsqu'on observe une si grande pénurie de sang dans la majeure partie du corps, il n'est guères probable que le reste du sang fût plus riche. Cependant M. Portal dit de ce sang, qu'il *ne* lui *parut pas plus fluide qu'il n'a coutume d'être* (2). Il faut que M. Portal 'se soit trompé. Les lois de la circulation ne permettent pas de croire que le sang soit séreux dans une partie du corps, et qu'il ne le soit pas dans l'autre. Le sang des *noyés* est donc, d'après les propres aveux de M. Portal, aussi raréfié que le sang

____

(1) Page 83.
(2) Pages 82 et 83.

des *asphixiés*, que celui des *enragés*. La saignée est donc aussi pernicieuse dans *ces trois cas* qu'elle l'est dans l'apoplexie.

Et, pour ajouter un mot sur l'apoplexie des submergés, s'il est connu qu'on ne doit saigner que dans les cas de pléthore ou d'inflammation, on ne voit pas comment l'immersion dans l'eau peut augmenter ou enflammer le sang.

En effet, l'immersion détermine ou ne détermine pas absorption. S'il n'y a pas d'absorption, le corps est dans le même état au sortir de l'eau qu'avant d'y être plongé. Il n'y a donc pas plus de pléthore et pas plus d'inflammation qu'il n'y en avoit auparavant.

Que s'il y a absorption, qu'est-ce à dire, sinon que des particules aqueuses se sont mêlées aux particules sanguines ? Mais cette introduction d'eau dans le sang ne peut bien évidemment augmenter ni sa densité ni sa masse ; elle n'augmente que son volume ; il n'y a alors que raréfaction du sang ; et cet effet est confirmé par les dissections des cadavres faites par Meckel et par M. Portal. Malheureusement, comme l'accident est toujours là pour couvrir les erreurs du traitement, le médecin se persuade, lorsque le noyé succombe, que c'est l'eau qui l'a suffoqué ; et quand il survit, que c'est la saignée qui le guérit. Cependant, il est certain que c'est la saignée et non pas l'eau qu'il faut accuser dans ces circonstances-ci : en voici la preuve. Au moment où l'on retire les noyés de l'eau, et où l'on commence à les soigner, sans doute qu'ils ne sont qu'asphixiés ; car, s'ils étoient morts, on ne leur donneroit aucun soin. Mais s'ils ne sont qu'asphixiés, ce cas rentre dans tous les cas de lipothymie, de défaillance, de syncope, dans lesquels il est généralement reconnu que la saignée est mortelle. La saignée est donc, dans ces cas-ci, comme

dans tous les autres, ou inutile ou pernicieuse.

En un mot, un homme qu'on arrache
vivant de l'eau, est un homme qui sort
du bain. Et qui jamais s'est avisé de saigner ceux qui se trouvent mal au sortir
du bain?

Que faut-il donc faire, me demandera-
t-on, à tous ceux qui survivent à de
pareils accidens? Les laisser vivre.

L'inexpérience se montre ici plus im-
pitoyable que le sort, puisqu'elle détruit
ceux qu'il conserve. Saigner un individu
asphixié par submersion, c'est saigner
un apoplectique; c'est-à-dire, comme
on l'a vu, augmenter l'assoupissement
et donner la mort.

Quand on considère quels sont les auteurs que cite M. Portal, et quelle est la
doctrine que respirent ses écrits, on est
tenté de croire qu'il n'a point suivi les
progrès qu'a faits la médecine, et qu'il
ne connoît point l'état actuel de cette

science. On diroit tous ses ouvrages com-
posés du vivant de Boerhaave. La doctrine sanguinaire de cet auteur, que tant
d'observateurs recommandables qui lui
ont succédé ont extrêmement adoucie
et modifiée, est reproduite, dans toute
son âpreté, dans les écrits de M. Portal.
Il feroit rétrograder l'art, si l'on pouvoit
le prendre au mot. Il faudroit, si l'on
vouloit imiter son silence, oublier la doctrine des Stoll, des Grant, des Huxham,
des Selle, des Quarin, etc. Mais, en ré-
compense, on voit dans ses écrits les
noms d'auteurs que personne ne lit plus.
C'est ainsi qu'à la préface de son anatomie
médicale on trouve un grand éloge de
Capivaccio. D'après un tel éloge de cet
auteur, que je n'avois point lu, je me
suis reproché ma négligence, et j'ai voulu
la réparer. Mais, ayant trouvé, parmi les
conseils qu'il donne pour traiter les apoplectiques, qu'il faut les saigner, dans l'es-
pace de douze heures, à la tête, au bras,

à la jambe (1), je n'ài pas voulu en savoir davantage. J'ai fermé le livre , et
j'ai vu, dans une telle doctrine, la raison tout-à-la-fois de l'estime que cet auteur a perdue, et de celle que M. Portal
lui conserve.

Il est inutile de s'étendre ici pour montrer les dangers d'un tel traitement, qui
n'est autre chose que le supplice que certains empereurs romains infligeoient à
ceux qu'ils vouloient faire promptement
mourir. Mais je ne puis comprendre
comment l'homme qui a administré un
pareil traitement, et qui voit, comme de
raison, le malade succomber, peut croire
qu'il meurt d'apoplexie, tandis qu'il est
manifeste qu'un pareil traitement est
propre à tuer l'homme le mieux portant.

Je sais bien que M. Portal, à qui j'op-

---

(1) *Tempore igitur accessionis , spatio duodecim hora-
rum, tres venæ aperientur.* Hyeronimi Capivaccii *opera.*
Francofurti , in-fol- 1603. cap. de *Apoplexiâ* , p. 527.]

pose, dans cet écrit, la tradition médicinale et la pratique universelle, peut m'opposer l'une et l'autre; car, s'il est vrai, ainsi que je l'ai déjà remarqué, qu'à l'exception de lui, et d'un certain *Nymann*, ancien auteur, qui a composé un Traité d'apoplexie plongé dans le plus profond oubli, il n'en existe pas d'autre, du moins à ma connoissance, qui ait prescrit la saignée dans toutes les espèces d'apoplexies; je ne connois nul auteur non plus qui ait interdit la saignée dans toutes les espèces d'apoplexies. Chacun de nous a donc sa pratique à justifier. Les médecins jugeront lequel des deux s'est approché le plus près de la vérité. Sans doute leur avis sera d'abord que la saine pratique consiste dans un juste milieu, c'est-à-dire, à administrer ou la saignée ou les moyens évacuans, suivant les diverses espèces d'apoplexies. Mais je les prie de considérer que telle est la pratique actuelle, laquelle en fait autant périr qu'elle en sauve; de bien examiner si cette moitié d'infortunés qui succombe ne seroit pas celle à laquelle on administre la saignée; si, de l'apoplexie *forte* et de l'apoplexie *légère*, ainsi désignées par Hippocrate, la forte ne tire pas sa force des vices du traitement; et si l'aphorisme dans lequel il a prononcé que la première est incurable, est tellement immuable, que toutes les espèces d'apoplexies ne puissent céder au traitement, quand celui-ci sera approprié à la cause essentielle qui les engendre toutes. Tel est du moins mon avis; et j'en ai assez dit les raisons dans cet essai pour donner à penser à ceux qui apporteront à l'examen de cette question l'attention que son importance réclame.

Il y a plus : si l'on réfléchit sur l'effet qu'à produit la saignée dans les cas mentionnés plus haut, on verra qu'ils renferment une instruction bien plus profonde que celle que j'en ai tirée, et qu'ils font douter s'il ne faudroit pas soumettre cet étrange moyen à des recherches ultérieures, quelque ancienne que soit la faveur dont il jouit; et examiner de nouveau s'il existe véritablement une classe de maladies dans le traitement desquelles il soit indispensable d'affoiblir les malades pour les guérir. Pour moi, si j'ose déclarer ma pensée, je suis convaincu que *toute effusion de sang est toujours pernicieuse dans le traitement de toutes les maladies;* et quand le temps et l'observation plus attentive auront fait leurs dépositions, on s'étonnera qu'il ait existé une époque où il fut nécessaire d'avertir qu'on doit *toujours* conserver son sang; et que, lorsqu'un individu est malade, ce n'est pas à *lui-même* qu'il doit s'en prendre, mais à la maladie.

Paris, le 12 mars 1807.

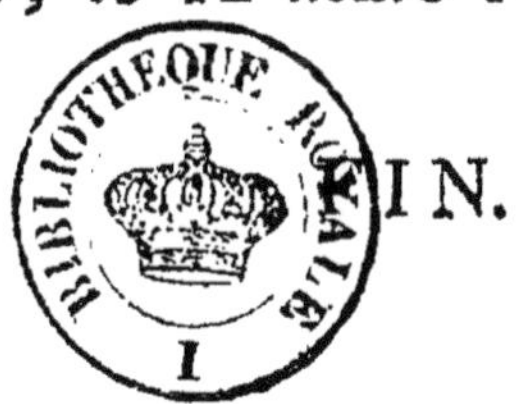